STATISTIQUE DES BÈGUES

POUR LE DÉPARTEMENT DE LA GIRONDE

De 1851 à 1870

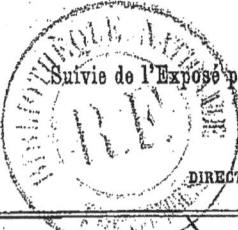

Suivie de l'Exposé pratique de la Méthode préservative et curative du bégaiement

Par M. Amédée CHERVIN

DIRECTEUR-ADJOINT DE L'INSTITUTION DES BÈGUES DE PARIS

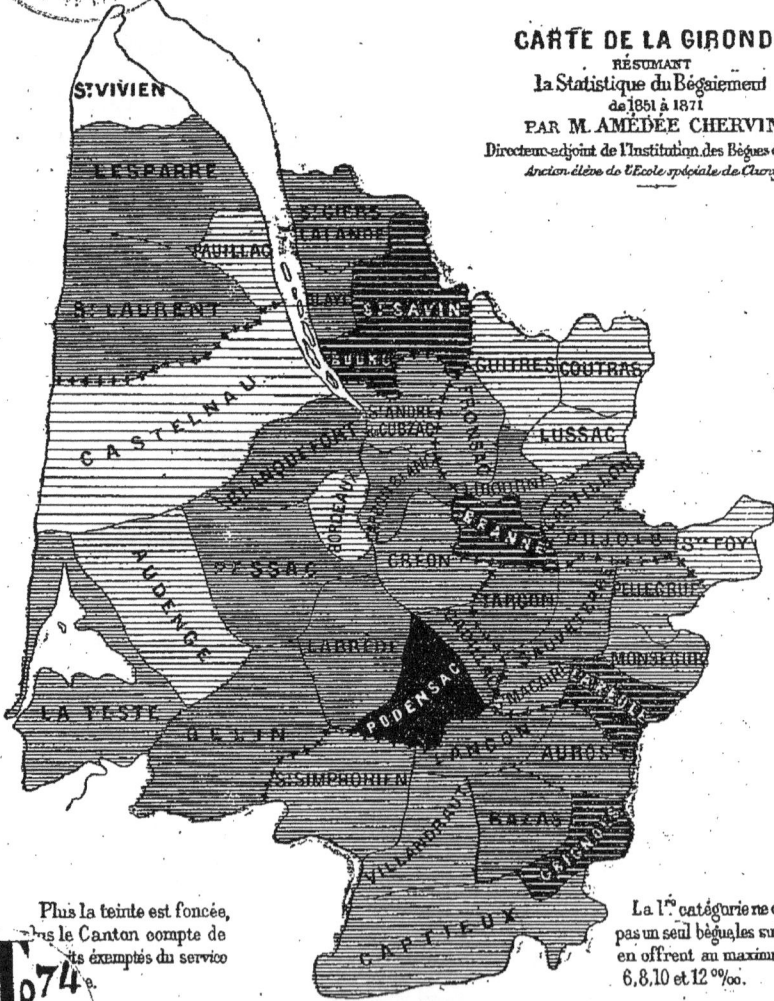

CARTE DE LA GIRONDE
RÉSUMANT
la Statistique du Bégaiement
de 1851 à 1871
PAR M. AMÉDÉE CHERVIN
Directeur-adjoint de l'Institution des Bègues de Paris
Ancien-élève de l'École spéciale de Cluny

Plus la teinte est foncée, plus le Canton compte de ... exemptés du service ...

La 1re catégorie ne compte pas un seul bègue, les suivantes en offrent au maximum 2,4. 6,8,10 et 12 %.

1re CATÉGie	2e	3e	4e	5e	6e	7

INSTITUTION DES BÈGUES DE PARIS
90, Avenue d'Eylau, 90.

STATISTIQUE

DES BÈGUES

POUR LE DÉPARTEMENT DE LA GIRONDE

De 1851 à 1870

SUIVIE DE L'EXPOSÉ PRATIQUE DE LA MÉTHODE PRÉSERVATIVE ET CURATIVE
DU BÉGAIEMENT

INTRODUCTION

En 1865, mon frère, M. Chervin aîné, directeur-fondateur de l'Institution des Bègues de Paris, présentait
à la Sorbonne une *Statistique décennale du Bégaie-*
ment embrassant la France entière, divisée par départements. Puis il ajouta cinq années en 1870 et cinq années en 1873, ce qui donne à ce travail une période de
vingt années. Enfin, infatigable dans ses études sur le
bégaiement, il se proposa de pousser ses investigations,
du département jusqu'à l'arrondissement, au canton et
à la commune. Mais ni sa santé ni ses occupations ne
lui permettaient d'entreprendre un travail aussi long
et aussi pénible; car il fallait aller dans chaque ville
recueillir les renseignements sur place, dans les pro-
cès-verbaux des Conseils de révision et dans les listes
de tirage au sort. Je lui demandai alors et j'obtins la
faveur de continuer ce grand travail de statistique, qui
va constituer la *Géographie des Bègues.*

Voilà comment j'ai été conduit à dresser la statistique spéciale et complète du bégaiement pour chaque
département, divisé par arrondissements, cantons et
communes, avec la pensée de réunir plus tard, en un

seul volume, toutes ces statistiques départementales. Celle-ci est consacrée au département de la Gironde.

J'ai dit que tous mes calculs reposaient sur des chiffres officiels; mais je dois ajouter que le bégaiement devant être très prononcé pour motiver l'exemption du service militaire, il s'ensuit que tous mes calculs sont sensiblement au-dessous de la vérité; je suis convaincu que lorsque la moyenne officielle est 3 00/00 pour la France entière, on peut donner 6 comme moyenne approximative, et agir de la même manière pour toutes les moyennes, surtout si on considère que beaucoup de conscrits peuvent faire valoir des cas d'exemption moins contestables que le bégaiement.

Cette statistique, toute basée sur les exemptions du service militaire, ne comprend naturellement que les hommes. Le bégaiement est d'ailleurs très rare chez les femmes, que Dieu a douées de manière à pouvoir exprimer facilement et rapidement les mille impressions délicates et fugitives de leur âme. A l'Institution des Bègues de Paris, les élèves du sexe féminin offrent une proportion de 8 à 10 0/0.

Je termine ce chapitre, en recommandant aux personnes qui désireraient avoir des renseignements sur la France entière, de consulter la *Nouvelle Statistique des Bègues en France*, par M. Chervin aîné, ma tâche se bornant à ne m'occuper ici que du département de la Gironde.

Enfin, je dois encore signaler aux hommes de science la *Géographie médicale de la France*, par M. Arthur Chervin, ouvrage encore en préparation, et qui a reçu les plus grandes félicitations des hommes spéciaux appelés à donner leur avis.

TABLEAU des moyennes annuelles, quinquennales et géné-
rales, des conscrits exemptés du service militaire pour
cause de bégaiement dans le département de la Gironde.
— Nombre de bègues des deux sexes dans ce département.

Moyennes annuelles.

Années.	p. 0/0	Années.	p. 0/0
1851...............	0.41	1861...............	0.37
1852...............	0.06	1862...............	0.32
1853...............	0.46	1863...............	0.61
1854...............	0.35	1864...............	0.77
1855...............	0.32	1865...............	0.48
1856...............	0.51	1866...............	0.50
1857...............	0.15	1867...............	0.63
1858...............	0.24	1868...............	0.62
1859...............	0.62	1869...............	0.52
1860...............	0.49	1870...............	0.36

Moyennes quinquennales.

De 1851 à 1856................ 0.30 0/0 ou 3 00/00
De 1856 à 1861................ 0.40 0/0 ou 4 00/00
De 1861 à 1866................ 0.51 0/0 ou 5 00/00
De 1866 à 1871................ 0.53 0/0 ou 5 00/00

Moyennes générales.

De 1851 à 1870................ 0.44 0/0 ou 4 00/00

En calculant sur la population masculine du département de la Gironde (350,000), cette moyenne géné-
rale donne :

Bègues du sexe masculin................. 1,540
Bègues du sexe féminin................. 154

Total des bègues dans le département —————
de la Gironde.................... 1,694

TABLEAU donnant le nombre des conscrits exemptés pour cause de bégaiement dans chaque canton et dans chaque commune du département de la Gironde.

Les noms des communes sont suivis des chiffres 1, 2, 3, etc., selon que les communes comptent 1, 2, 3, etc., bègues dans la période de vingt ans.

Les communes qui ne sont pas nommées dans ce tableau ne comptent pas de conscrits exemptés.

CANTONS.	EXEMPTÉS de 1851 à 1870	COMMUNES HABITÉES PAR LES EXEMPTÉS.
St-André-Cubzac.	3	Peujard, 1. Salignac, 1. Cubzac, 1.
Audenge........	2	Mios, 2.
Auros..........	6	Coimères, 1. Brannens, 1. Auros, 1. Pondaurat, 1. Sigalens, 1. Berthez, 1.
Bazas..........	10	Cudos, 1. Sauviac, 2. Nizan, 2. Gajac, 1. Cazats, 1. Saint-Côme, 1. Bazas, 1. Birac, 1.
Belin..........	12	Salles, 6. Béliet, 3. Barp, 1. Belin, 2
Blanquefort.....	11	St-Médard, 1. Macau, 2. Eyzines, 8
Blaye..........	6	Blaye, 2. Fours, 1. Berson, 1. Mazion, 1. Cars, 1.
Bordeaux. { 1er.........	9	Bordeaux, 2. Bouscat, 5. Bruges, 2.
2me........	2	Bordeaux, 1. Caudéran, 1.
3me........	7	Bordeaux, 7.
4me........	»	Néant.
5me........	4	Bordeaux, 4.
6me........	5	Bègles, 3. Bordeaux, 2.
Bourg..........	10	Lansac, 1. Teuillac, 1. Marcamps, 1. Montbrier, 1. Bourg, 4. Gauriac, 1. Samonac, 1.
Branne........	9	Guillac, 1. Génissac, 1. Moulon, 2. St-Germain du Puch, 2. Naugean, 2. Espiet, 1.
Cadillac........	8	Omet, 1. Villenave (Rions), 1. Paillet, 4. Langoiran, 1. Rions, 2. Cadillac, 1. Beguey, 1.
Captieux.......	2	Saint-Michel, 1. Giscos, 1.
Carbon-Blanc...	10	Floirac, 1. Bouliac, 1. Bassens, 1. Lormont, 4. Montussan, 1. Ambarès, 1.
Castelnau......	3	Avensan, 1. Cantenac, 1. Labarde, 1
Castillon.......	7	Castillon, 4. Belvès, 1. Ste-Terre, 1. Sainte-Colombe, 1.
St-Ciers-Lalande.	18	Marcillac, 1. St-Aubin, 1. Eyrans, 1. Brand, 3. St-Ciers-Lalande, 1. Reignac, 1. Mirambeau, 1.

CANTONS.	EXEMPTÉS de 1851 à 1870	COMMUNES HABITÉES PAR LES EXEMPTÉS.
Coutras.	2	Couprie, 2.
Créon.	5	St-Genès (Lomb.), 1. Carignan, 1. Cénac, 1. Cambes, 1. Baurech, 1.
Sainte-Foy.	2	Lèves-Thoumeyragues, 2.
Fronsac.	3	Fronsac, 2. Saint-Aignan, 1.
Grignols.	8	Sillas, 1. Grignols, 5. Lavazan, 1. Cauvignac, 1.
Guîtres.	2	Tizac de Galgon, 1. Lapouyade, 1.
La Brède	7	La Brède, 2. Saucats, 1. Cadaujac, 2. Léognan, 2.
Langon	11	St-Pierre de Mont, 1. Mazères, 2. Toulenne, 1. Fargues, 2. Langon, 2. Castets, 2.
Saint-Laurent. . . .	4	Saint-Laurent, 3. Carcans, 1.
Lesparre	8	Gaillan, 3. Prignac, 1. Valeyrac, 1. St-Yzans, 1. Lesparre, 1. St-Seurin de Cadourne, 1.
Libourne.	12	Pomerol, 2. St-Emilion, 1. Vayres, 1. Arveyres, 2. Libourne, 6.
Lussac.	1	Petit-Palais-Cornemps, 1.
Saint-Macaire. . .	3	Saint-Pierre d'Aurillac, 1. Caudrot, 1. Saint-Macaire, 1.
Monségur.	2	Taillecavat, 1. Monségur, 1.
Pauillac.	1	Pauillac, 1.
Pellegrue.	2	Pellegrue, 2.
Pessac.	6	Canéjan, 1. Mérignac, 2. Cestas, 1. Pessac, 2.
Podensac.	21	Illats, 2. Preignac, 4. Cérons, 2. Guillos, 2. Podensac, 2. Barsac, 6. Landiras, 3.
Pujols.	7	Rauzan, 4. Pessac, 1. Gensac, 1. Saint-Jean de Blaignac, 1.
La Réole	14	Gironde, 4. Morizès, 1. Fontets, 1. Mongauzy, 1. La Réole, 4. Hure, 1. Noaillac, 1. Saint-Exupéry. 1.
Sauveterre.	7	Ruch, 2. Mourens, 1. St-Hilaire du Bois, 1. Clairac, 1. Blasimon, 1. Saint-Romain de Vignague, 1.
Saint-Savin	14	Saint-Vivien, 1. Marcenais, 2. St-Christoly, 6. Donnezac, 1. La Ruscade, 1. Cézac, 1. Cubnezais, 1. Marsas, 1.
St-Symphorien . .	3	Saint-Symphorien, 2. Hostens, 1.
Targon.	4	Romagne, 1. Ladoux, 1. Faleyrac, 1. Targon, 1.
La Teste.	2	Gujan, 1. La Teste, 1.
Villandraut.	3	Uzeste, 2. Noaillan, 1.
Saint-Vivien.	»	Néant.

TABLEAU des cantons rangés par ordre de fréquence en sept catégories. (La première ne compte pas un seul bègue; les suivantes en comptent, au maximum, 2, 4, 6, 8, 10, 12 00/00).

1re CATÉGORIE.	P. 0/0	Lesparre	0.42
Saint-Vivien	0.00	Carbon-Blanc	0.45
2me CATÉGORIE.		La Brède	0.54
Pauillac	0.09	Libourne	0.54
Lussac	0.10	Saint-Laurent	0.57
Castelnau	0.14	5me CATÉGORIE.	
Coutras	0.14	Targon	0.62
Guîtres	0.15	St-Ciers-Lalande	0.66
Bordeaux, 6 cantons (1)	0.16	Blanquefort	0.69
Sainte-Foy	0.18	Castillon	0.71
Audenge	0.19	Auros	0.72
3me CATÉGORIE.		Belin	0.73
La Teste	0.22	Cadillac	0.73
Villandraut	0.24	Bazas	0.77
Fronsac	0.27	Langon	0.78
Saint-Macaire	0.29	Pujols	0.78
Créon	0.31	Sauveterre	0.79
Monségur	0.31	6me CATÉGORIE.	
St-André de Cubzac.	0.32	Bourg	0.80
Saint-Symphorien	0.33	Saint-Savin	0.81
Captieux	0.38	Branne	0.95
Pellegrue	0.39	Grignols	1.01
4me CATÉGORIE.		La Réole	1.05
Blaye	0.41	7me CATÉGORIE.	
Pessac	0.42	Podensac	1.16

Ce tableau a servi à dresser la *Carte de la distribution géographique des Bègues dans le département de la Gironde,* carte qui figure ci-contre :

---

(1) Je donne ici les six cantons réunis, parce que l'espace qu'ils occupent est comparativement très-restreint.

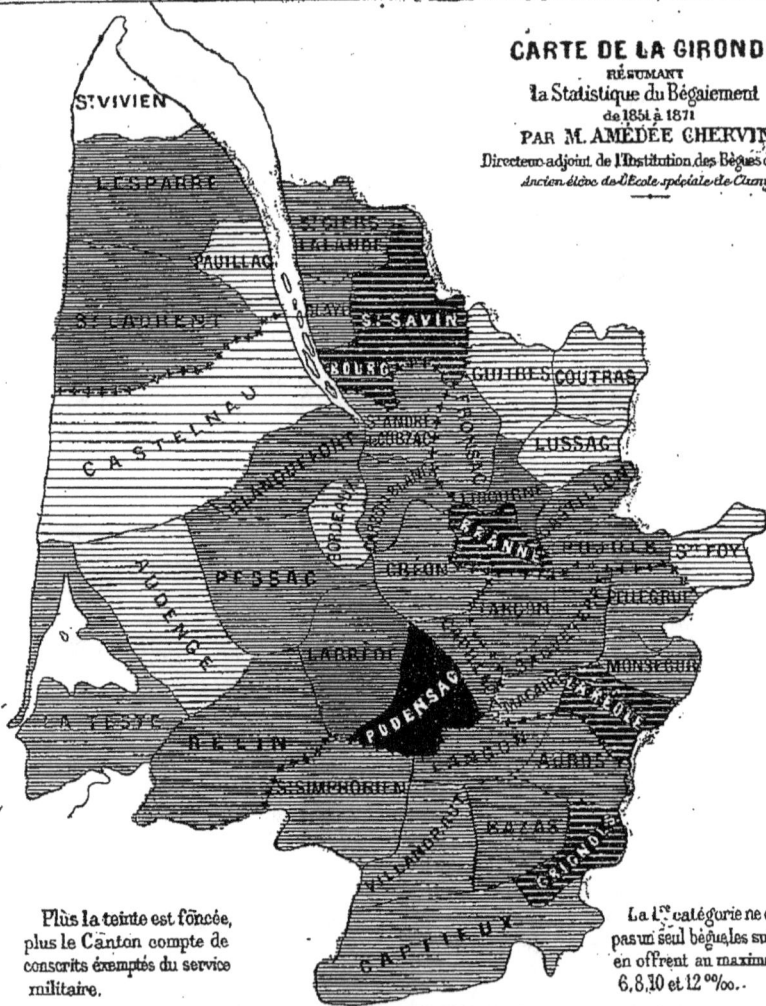

CARTE DE LA GIRONDE
RÉSUMANT
la Statistique du Bégaiement
de 1851 à 1871
PAR M. AMÉDÉE CHERVIN
Directeur-adjoint de l'Institution des Bègues de Paris
ancien élève de l'École spéciale de Cluny

Plùs la teinte est foncée,
plus le Canton compte de
conscrits exemptés du service
militaire.

La 1re catégorie ne compte
pas un seul bègue, les suivantes
en offrent au maximum 2,4.
6, 8, 10 et 12 %o.

| 1RE CATÉGE | 2E | 3E | 4E | 5E | 6E | 7 |

TABLEAU présentant la moyenne des cantons de la ville de Bordeaux, comparée à celle de tous les autres cantons.

Le département a fourni { Conscrits examinés. 66.092
Conscrits exemptés.   293

qui sont répartis de la manière suivante :

Pour les six cantons de la ville de Bordeaux :

Conscrits examinés..... 15.451 } Moyenne. 0.164
Conscrits exemptés.....   27 }

Pour les autres cantons :

Conscrits examinés..... 50.641 } Moyenne. 0.508
Conscrits exemptés.....   266 }

Ainsi, la moyenne des cantons de la ville de Bordeaux est à l'ensemble des autres cantons comme 16 est à 50, ou, approximativement, comme 1 est à 3.

TABLEAU présentant la moyenne des conscrits exemptés pour cause de bégaiement dans le département de la Gironde, comparée avec les moyennes des départements limitrophes, et avec la moyenne de la France entière.

Gironde...................... 0.42 0/0 ou 4 00/00
Charente-Inférieure........... 0.39 0/0 ou 3 00/00
Charente..................... 0.28 0/0 ou 2 00/00
Dordogne .... 0.35 0/0 ou 3 00/00
Lot-et-Garonne .... 0.72 0/0 ou 7 00/00
Landes...................... 0.42 0/0 ou 4 00/00

France .... 0.31 0/0 ou 3 00/00

INSTITUTION DES BÈGUES DE PARIS

Sa méthode, ses succès; manière de guérir et de prévenir le
bégaiement dans la famille et dans l'école.

Le lecteur qui vient de parcourir ces chiffres et
qui sait combien le bégaiement est pénible, et pour
ceux qui en sont atteints et pour ceux qui les entou-
rent, apprendra sans doute avec satisfaction que cette
cruelle infirmité n'est pas sans remède.

Voici comment s'en opère la guérison. C'est l'Académie de médecine de Paris qui parle à M. le Préfet :

« Nous avons établi plus haut que le trouble de la
fonction respiratoire au moment de la phonation cons-
tituait un des éléments principaux du bégaiment, ainsi
que l'état choréique de l'appareil musculaire qui con-
court à l'articulation des mots. Le but de la méthode
doit donc consister à régulariser la respiration dans
ses deux temps, à prolonger l'expiration de manière à
permettre l'articulation d'une phrase entière sans arrêt, à combattre l'état choréique de l'appareil musculaire, et enfin à enseigner les positions normales de la
langue et des lèvres, les degrés d'ouverture de la
bouche dans la prononciation des lettres, des syllabes
et des phrases. Comme complément, enfin, elle ensei-
gne à donner aux phrases le ton et l'expression.

» Les bègues ne bégaient pas en chantant; c'est que
le chant est une gymnastique de la respiration et des
organes de la phonation, qui sont soutenus et guidés
par le rhythme. C'est la gymnastique qui constitue la
base du traitement de M. Chervin. Gymnastique respiratoire d'abord, puis gymnastique musculaire; or, la
gymnastique est un des traitements les plus efficaces
de la chorée.

» Après un silence complet qui doit durer toute la

première semaine du traitement, pour laisser reposer les organes et rompre les habitudes vicieuses, le traitement débute par des exercices de respiration suivis d'exercices de prononciation des voyelles, qui commencent, à proprement parler, la gymnastique des organes de la phonation articulée; et c'est alors que commence aussi la démonstration des positions que doivent occuper la langue et les lèvres, la forme que doit prendre la bouche dans l'émission de chaque lettre de l'alphabet. A ces premiers exercices succèdent les assemblages de lettres, voyelles et consonnes, dans les différentes positions respectives qu'elles peuvent occuper, enfin les mots et les phrases avec l'intonation et l'expression qu'elles comportent.

» La base de ces exercices est l'imitation. Le professeur exécute tout ce qu'il demande, respire avec ses élèves, émet des sons avec eux, prononce les phrases qu'ils répètent en même temps que lui. Il est pour eux l'instrument qui guide et qui soutient le chanteur.

» La durée du traitement par la méthode de M. Chervin est très courte, et votre commission a été surprise des résultats obtenus en aussi peu de temps; il faut ajouter toutefois que si le cours ne dure que vingt jours, ces vingt journées sont bien remplies. M. Chervin tient ses élèves depuis huit heures du matin jusqu'à six heures du soir; il leur donne quatre heures de leçons par jour, et, pendant le reste du temps, ils doivent garder un silence complet pendant la première semaine, afin de ne pas retomber dans leurs habitudes vicieuses.

» La courte durée du traitement constitue un des caractères principaux de la méthode. Elle offre un avantage très grand : c'est que, si les élèves se fatiguent par une grande assiduité continue pendant vingt jours, ils n'ont pas le temps de se décourager; ils voient leurs progrès, ils les sentent, et l'espoir d'être prochainement délivrés d'une fâcheuse infirmité les maintient.

» En présence des faits dont elle a été témoin, la commission propose de répondre à M. le Préfet :

» 1º Qu'au point de vue scientifique, la méthode de traitement des bègues de M. Chervin est rationnelle;

» 2º Qu'elle produit des résultats très remarquables et qu'elle peut rendre des services signalés;

» 3º Qu'un de ses avantages importants est la promptitude des résultats qui paraissent se maintenir, comme la commission l'a constaté sur un certain nombre de sujets;

» 4° Qu'il y a lieu de l'encourager et de l'aider dans le bien qu'elle est appelée à accomplir. »

En 1867, mon frère fondait l'Institution des Bègues de Paris, avec le concours de M. Duruy, ministre de l'instruction publique. Depuis cette époque, 31 rapports officiels et plus de 700 élèves sont venus confirmer l'excellence de sa méthode.

Mais un long voyage à Paris présente de grands dangers pour les enfants et les jeunes personnes ; les accompagner n'est pas souvent chose possible et occasionne toujours des dépenses considérables ; enfin, les naissances donnent tous les jours de nouveaux bègues.

Pour répondre au besoin général, il faudrait organiser un cours de prononciation à l'usage des bègues (1) dans tous les départements, comme on a organisé des cours de dessin, des cours de musique, des cours pour toute espèce d'enseignement.

L'initiative d'une aussi importante création appartient aux amis de l'humanité. Elle appartient surtout aux municipalités, et particulièrement aux Conseils généraux, qui pourraient, avec de modiques sacrifices, rendre de grands services aux familles et à l'armée. Pour nous, on nous trouvera toujours, mon frère, mon neveu et moi, tout disposés à prêter notre concours à l'administration.

En attendant, aux familles qui comptent des bègues dans leur sein, aux instituteurs qui en comptent dans leurs classes, je répéterai, avec la conviction de l'expérience, les paroles de M. Chervin aîné : « Guérir un bègue, c'est ramener le calme dans sa pensée et lui apprendre de nouveau à se servir de son instrument vocal ; on parvient naturellement à ce résultat chez l'enfant par la confiance qu'on lui inspire en lisant et

---

(1) Ces cours fonctionnent depuis plusieurs années à Lyon, à Marseille, à Toulouse, à Bordeaux, à Bruxelles, à Rome, à Madrid, etc.

récitant avec lui, puis en le laissant lire, réciter et parler seul. On prend, par exemple, les mots *papa, maman*, et quelques petites phrases appropriées à sa jeune intelligence, comme : *le papa gronde, la maman pardonne*. On lit d'abord lentement ; puis, on gradue avec discernement la vitesse du débit, et, enfin, on le laisse parler seul sans le soutien du geste et du regard.

Après quelques jours d'exercices, l'élève est tout étonné de voir qu'il prononce bien, sans effort ni répétitions. C'est une habitude qu'il a prise de bien parler en imitant le ton de la voix, les nuances, les temps d'arrêt, les reprises du professeur. On prévient le bégaiement et tous les autres défauts de la parole chez les enfants en ne leur faisant tout d'abord entendre que des mots et des phrases prononcés avec netteté et précision, et disant quelque chose à leur jeune intelligence ; puis on attendra patiemment qu'il leur vienne le besoin, le désir de parler : alors, on guidera, on aidera leurs premières tentatives, jusqu'à ce qu'elles soient couronnées de succès, et enfin on les habituera à parler lentement, posément, et avec toute la réflexion de leur âge.

La précipitation du langage produit le bredouillement et souvent le bégaiement, comme la nonchalance conduit au balbutiement et à la blésité.

Que ces conseils soient suivis, et nous aurons la grande satisfaction de voir à peu près disparaître une infirmité aussi préjudiciable dans l'école que dans le monde, et qui enlève 1,000 hommes chaque année à l'armée, — soit 20,000 dans la période militaire de vingt ans !

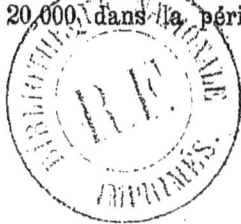

Bordeaux. — Imp. G. GOUNOUILHOU, rue Guiraude, 11.

LISTE
DE 31 RAPPORTS OFFICIELS SUR LA MÉTHODE-CHERVIN

NOTA. — Les villes de Lyon, de Paris, de Marseille, etc., sont rangées dans l'ordre chronologique où elles ont fourni un premier rapport, et les rapports rédigés dans la même ville sont présentés ensemble. Les rapports étrangers sont placés à la suite des rapports français.

Lyon. — RAPPORT présenté à la *Société d'Education de Lyon*, par une commission déléguée par elle et ainsi composée : M. le Dr DESGRANGES, ex-chirurgien en chef de l'Hôtel-Dieu de Lyon, officier de la Légion-d'Honneur ; MM. les Drs FONTERET et PASSOT, membres de la Société impériale de Médecine de Lyon, sur la *Méthode employée pour la cure du Bégaiement et de tous les autres vices de prononciation*, par M. CHERVIN aîné. — 1863.

RAPPORT de la Commission spéciale instituée par M. *le Sénateur préfet du Rhône* pour l'examen de la *Méthode curative du Bégaiement*, de M. CHERVIN, officier d'Académie. — Membres de la Commission : M. L. AUBIN, inspecteur de l'Académie de Lyon, chevalier de la Légion d'Honneur ; M. le Dr GUBIAN, président de la Société impériale de Médecine de Lyon, chevalier de la Légion-d'Honneur ; M. l'abbé HYVRIER, supérieur de l'Institution des Chartreux, chevalier de la Légion-d'Honneur ; M. VALOIS, ancien magistrat, président de la Société d'instruction primaire du Rhône, officier de la Légion-d'Honneur, président de la Commission. — Rapporteur, M. le Dr GUBIAN. — 1866.

RAPPORT fait au nom de la *Société de Médecine de Lyon*, sur le *Traitement des Bègues* par la Méthode-Chervin. — Membres de la Commission : MM. les Drs PASSOT, FONTERET et MARDUEL, rapporteur (Rapport demandé par le Conseil général du Rhône). — 1872.

RAPPORT du Comité pour l'instruction publique à l'Exposition de Lyon à MM. les *Membres du Jury*, sur la Méthode-Chervin. — Membres du Comité : D. GIRARDON, professeur à l'Ecole La Martinière et à l'Ecole des Beaux-Arts, Directeur de l'enseignement de la Société d'enseignement professionnel du Rhône, président du Comité ; T. LANG, ancien élève de l'Ecole polytechnique, directeur de la Société d'enseignement professionnel du Rhône, professeur à l'Ecole centrale lyonnaise ; A. GIRARDON, ancien élève de l'Ecole polytechnique, professeur à l'Ecole centrale lyonnaise et à l'enseignement professionnel ; GOYBET, principal de l'Ecole La Martinière ; Dr SOULIÉ, médecin des hôpitaux, rapporteur. — 1872.

RAPPORT à MM. les *Membres du Jury* à l'Exposition universelle de Lyon de 1873, sur la *Méthode-Chervin*, par le Comité pour l'instruction publique. — MM. PONCIN, chef d'institution, président ; BELLIN, docteur en droit ; BERCHOUD fils, docteur en médecine ; BURDIN, architecte ; SARRET, pharmacien ; JUTET, docteur en médecine, rapporteur. — 1873.

Paris. — RAPPORT à M. *Duruy, ministre de l'instruction publique*, par M. Charles ROBERT, secrétaire général. — 1867.

RAPPORT de M. LONIENT, inspecteur primaire à Paris, à M. *le préfet de la Seine*. — 1873.

RAPPORT à M. le maire du XVIe arrondissement de Paris, sur l'enseignement suivi à l'*Institution des Bègues de Paris*. Membres de la Commission : M. AUBERT, chef d'Institution, membre du Conseil supérieur de l'Instruction publique, adjoint au maire du XVIe arrondissment ; M. le Dr O. LARCHER lauréat de l'Institut de France et de l'Académie de Médecine de Paris, etc. — 1874.

RAPPORT à l'*Académie de médecine*, par la Commission instituée sur la demande de M. le *Préfet de la Seine*, pour l'examen de la Méthode de traitement des Bègues, de M. Chervin, Membres de la Commission : MM. BOUVIER, officier de la Légion-d'Honneur, médecin honoraire des hôpitaux ; HERVEZ DE CHÉGOIN, officier de la Légion-d'Honneur, chirurgien honoraire des hôpitaux ; BAILLARGER, chevalier de la Légion d'Honneur, médecin de la Salpétrière ; MOUTARD-MARTIN, chevalier de la Légion-d'Honneur, médecin de l'hôpital Beaujon, rapporteur. — 1874.

Marseille. — RAPPORT à MM. *les membres du conseil municipal de Marseille* sur le *Cours de prononciation à l'usage des Bègues*, professé par M. Chervin. — Membres de la Commission : M. le Dr BOYER, adjoint, chevalier de la Légion-d'Honneur ; M. GUIBERT, avocat, membre du conseil municipal ; M. PEYROT, inspecteur d'Académie, chevalier de la Légion-d'Honneur. — 1869.

RAPPORT à la *Commission des Sciences et Arts* du conseil municipal de Marseille sur la Méthode-Chervin, par M. le Dr IZOARD, adjoint au maire de Marseille, ex-interne des hôpitaux de cette ville. — 1873.

RAPPORT lu à la *Société Nationale de Médecine de Marseille*, sur la *Nature du Bégaiement et son traitement*, par la Méthode-Chervin, par M. le Dr PAUCHON. — Membres de la Commission : M. le Dr CHAPPLAIN, chirurgien en chef des hôpitaux, professeur adjoint de Clinique chirurgicale à l'Ecole de Médecine, chevalier de la Légion-d'Honneur ; M. le Dr BOUSQUET, membre de la Société Nationale de Médecine ; M. le Dr PAUCHON, rapporteur, bibliothécaire-archiviste de la Société Nationale de Médecine, lauréat de la Faculté de Médecine de Paris. (Rapport demandé par M. le Préfet). — 1874.

Le Mans. — RAPPORT sur le *Traitement des Bègues* par la Méthode-Chervin, adressé à M. le *Maire du Mans* par une Commission officielle composée de MM. les Drs GARNIER et LIZÉ, rapporteur. — 1872.

RAPPORT à la *Société de Médecine de la Sarthe* sur la Méthode-Chervin, par une commission officielle composée de MM. les D^rs LE BÈLE, président ; BODEREAU, BOURDY, rapporteur. (Rapport demandé par M. le Préfet). — 1872.

Valence. — RAPPORT sur l'*inauguration des Cours de Prononciation* professés à Valence par M. Chervin, Directeur-Fondateur de l'Institution des Bègues de Paris, officier d'Académie. — Lettres de M. le D' ANDRÉ, préfet de la Drôme; de M. BÈS, maire de Valence et de MM. les D" ACCARIE, GAILLARD, LECLERCQ, membres de la Commission médicale de la même ville. — 1873.

Nîmes. — RAPPORT adressé à M. le *Maire de Nimes* sur le *Traitement des Bègues* par la Méthode-Chervin. — Membres de la Commission: MM. les D" EBRARD, médecin en chef de l'Hôpital-Général; MAZEL, membre du conseil d'hygiène du Gard; MIAULET, médecin en chef de la Maison Centrale; LUNEAU, rapporteur. — 1873.

Toulouse. — RAPPORT à la *Société de Médecine de Toulouse*, sur la Méthode-Chervin, par M. E. TACHARD. — Membres de la Commission: MM. les D" NAUDIN, chevalier de la Légion-d'Honneur; MARCHAND, directeur-médecin de l'Asile public des Aliénés, chevalier de la Légion-d'Honneur; TACHARD, médecin-major à l'Hôpital militaire. (Rapport demandé par M. le Préfet). — 1873.

RAPPORT à MM. les *Membres du conseil municipal de Toulouse*, par M. le D' CUSON et M. CONSTANS, professeur à la Faculté de Droit de Toulouse, adjoint chargé de l'instruction publique. — 1873.

Bordeaux. — RAPPORT à MM. les *Membres du conseil municipal de Bordeaux*, par M. le D' MÉTADIER. — 1874.

RAPPORT à l'*Académie des Sciences, Arts et Belles-Lettres de Bordeaux* sur l'*Enseignement des Bègues*, de M. Chervin. — Membres de la Commission: M. le D' GINTRAC, directeur de l'École de Médecine de Bordeaux; médecin de l'hôpital de Saint-André, officier de la Légion-d'Honneur; M. le D'ORÉ, professeur à l'Ecole de Médecine de Bordeaux, chirurgien de l'hôpital Saint-André, chevalier de la Légion-d'Honneur; M. VALAT, ancien recteur de l'Académie. (Rapport demandé par M. le Préfet). — 1874.

RAPPORT à M. le *Préfet de la Gironde* sur l'*Enseignement des Bègues*, de M. Chervin, par M. LIÈS-BODART, inspecteur d'Académie, ancien professeur de chimie à la Faculté des sciences de Strasbourg, officier de la Légion-d'Honneur, 1874.

Nantes. — RAPPORT à M. le *Préfet de la Loire-Inférieure*, sur la Méthode-Chervin, par une *Commission pédagogique*, composée de M. PINEAUX inspecteur de l'instruction primaire, officier d'Académie; M. LIVET chef d'institution, officier de l'instruction publique; et du Frère DOMINATORIS, directeur des Ecoles chrétiennes de Nantes, officier d'Académie. — 1874.

RAPPORT à M. le *Préfet de la Loire-Inférieure*, sur la Méthode-Chervin, par une *Commission médicale* composée de M. PIHAN-DUFEILLAY, Directeur de l'Ecole préparatoire de Médecine et de Pharmacie de Nantes, chevalier de la Légion-d'Honneur, officier de l'instruction publique; PATOUREAU, chirurgien en chef de l'Hôtel-Dieu, et M. MALHERBE professeur de clinique médicale à la même école, officier d'Académie; rapporteur. — 1874.

Barcelone (Espagne). — RAPPORT à l'*Académie de Médecine et de Chirurgie de Barcelone*, par M. le D' Jerônimo FARAUDO, professeur d'anatomie à l'Ecole polytechnique, au nom de la Commission officielle chargée d'examiner la *Méthode curative du Bégaiement*, professée à l'Hôtel-de-Ville de Barcelone par M. Chervin, officier d'Académie, directeur-fondateur de l'institution des Bègues de Paris. (Rapport demandé par M. le Maire). — (Traduit de l'espagnol par J. Anglada, professeur au lycée de Barcelone) 1870.

RAPPORT sur la *Méthode-Chervin*, rédigé sur la demande de M. le *Maire de Barcelone*, par le D' J. VALENTI Y VIVO, médecin de la Municipalité, membre de l'Académie de Médecine et de Chirurgie de Barcelone, suppléant de la chaire de physiologie à la Faculté de Médecine de cette ville, etc., etc. — (Traduit de l'espagnol par Arthur Chervin). — 1871.

Madrid. — RAPPORT sur la Méthode-Chervin pour la *Guérison du Bégaiement*, par la Commission nommée par le Médecin-Inspecteur de l'assistance publique de Madrid. — Membres de la Commission: D' Francisco DELGADO JUGO, médecin occuliste de l'assistance publique, professeur d'ophtalmologie; D' JOSÉ MONDEJAR Y MENDOZA, chef de service de l'Assistance publique de Madrid. (Traduit en français par Arthur Chervin)—1871.

RAPPORT de la Commission instituée par M. le *Ministre « de Fomento »* pour l'examen de la Méthode-Chervin pour la *Correction du Bégaiement*. — Membres de la Commission: D' José MONTERO Rios, doyen de la Faculté de Médecine de Madrid, professeur de pathologie externe; don VENTURO AGUILERO, directeur de l'instruction publique au ministère « de Fomento; » don José GARCIA DE LA FOZ, député aux Cortès constituantes. (Traduit en français par Arthur Chervin). — 1872.

RAPPORT de la Commission chargée par M. le *Maire de Madrid* de suivre les progrès obtenus par la Méthode-Chervin dans le *Traitement du Bégaiement*. — Membres de la Commission: D' Juan PEREZ DOBLADO, médecin de l'hôpital Saint-François, inspecteur du district de « la Latina; » D' MONDEJAR Y MENDOZA, chef de service de l'assistance publique de Madrid. (Traduit en français par Arthur Chervin). — 1872.

RAPPORT de la Commission nommée sur la demande de M. le *Gouverneur civil de la province de Madrid*, par l'Académie médico-chirurgicale, sur le Cours professé à l'Université centrale par M. Chervin. — Membres de la Commission: D' Gabriel de ALARCON; D' Luis PORTILLA. (Traduit en français par Arthur Chervin). — 1872.

Liége (Belgique). — RAPPORT à la *Commission de la province de Liége* sur la Méthode-Chervin, par ses délégués: M. le D' ANSIAUX, professeur de Clinique chirurgicale de l'Université de Liége, membre de la Commission médicale provinciale, chevalier de l'ordre Léopold, etc.; M. le D' PUTZEYS, secrétaire de la Commission médicale provinciale, échevin de la ville de Liége, décoré de la croix civique de 1" classe. — 1871.

Bruxelles. — RAPPORT sur la Méthode-Chervin, fait sur la demande de M. le *Bourgmestre de Bruxelles*, par le D' JANSSENS, membre du conseil supérieur d'hygiène public. — 1872.